T Karthikeyan

# Massagem fisioterapêutica em bebés prematuros

T Karthikeyan

# Massagem fisioterapêutica em bebés prematuros

## Fisioterapia

ScienciaScripts

**Imprint**
Any brand names and product names mentioned in this book are subject to trademark, brand or patent protection and are trademarks or registered trademarks of their respective holders. The use of brand names, product names, common names, trade names, product descriptions etc. even without a particular marking in this work is in no way to be construed to mean that such names may be regarded as unrestricted in respect of trademark and brand protection legislation and could thus be used by anyone.

Cover image: www.ingimage.com

This book is a translation from the original published under ISBN 978-620-6-77121-0.

Publisher:
Sciencia Scripts
is a trademark of
Dodo Books Indian Ocean Ltd. and OmniScriptum S.R.L publishing group

120 High Road, East Finchley, London, N2 9ED, United Kingdom
Str. Armeneasca 28/1, office 1, Chisinau MD-2012, Republic of Moldova, Europe
Printed at: see last page
**ISBN: 978-620-7-61884-2**

**Dr.T.Karthikeyan, MPT, Doutoramento, D.SC (Reabilitação Médica)**
(Aptidão física, testes físicos, especialista em prescrição)
(Académico proeminente, investigador, educador Reabilitação
& Cuidados funcionais),
Professor Associado/Chefe /
Antigo reitor/presidente
(Fisioterapia/Farmácia/Departamento de Assistência aos Estudantes)
Universidade de Gurugram
Sector 51
Jardim Mayfield
Gurugram-122003
Haryana
Índia
Telemóvel: - +91-9448343356,
Correio eletrónico:- karthik_77in@yahoo.co.in
dr.t.karthikeyan@gurugramuniversity.ac.in,
drkarthiknimhans@gmail.com

# ÍNDICE DE CONTEÚDOS

# RECONHECIMENTO

Antes de mais, gostaria de agradecer a **Deus Todo-Poderoso** pela Sua orientação ao longo da minha carreira. Este projeto foi uma grande experiência de aprendizagem para mim.

**Dinesh Kumar, Hon VC,** meu guia académico e modelo, pelo seu apoio oportuno, orientação constante e encorajamento inabalável ao longo do meu estudo.

Expresso a minha sincera gratidão ao **Prof. S.C Kundu** , Professor, guia DAA, pelo seu constante apoio administrativo ao longo do meu estudo.

Expresso a minha sincera gratidão ao **Dr. Dr. Rajiv Kumar Singh**, Registrador-guia, pelo seu constante apoio administrativo ao longo do meu estudo.

Tenho o dever de agradecer sinceramente à minha amada esposa, **Sra. Krishna Veni**, aos meus filhos **Sai Ghayathri K**, aos meus pais e à minha sogra pelo seu amor, apoio, motivação e orações que tornaram esta jornada abençoada.

Os meus agradecimentos especiais e sinceros aos meus sujeitos, pelo seu precioso tempo e apoio, sem os quais este estudo não poderia ter sido bem sucedido

# INTRODUÇÃO

Nos seres humanos, o nascimento pré-termo refere-se ao nascimento de um bebé com menos de 37 semanas de idade gestacional. A definição médica que distingue um "bebé pré-termo" de um "aborto espontâneo" (na Austrália) é o bebé ter mais de 20 semanas de gestação e/ou mais de 400 gramas de peso. A Organização Mundial de Saúde sugere 22 semanas e 500 gramas de peso à nascença. Aproximadamente 10 a 12 por cento dos recém-nascidos indianos nascem antes das 37 semanas completas.

A causa do nascimento pré-termo é, em muitas situações, elusiva e desconhecida; as causas são principalmente de dois tipos: espontâneas e induzidas. No caso dos espontâneos, as principais causas são a hemorragia anteparto, a incompetência cervical, a doença materna, o baixo ganho de peso materno e a desnutrição, as gravidezes múltiplas e as malformações congénitas. As causas induzidas são a diabetes materna e as doenças cardíacas graves, o crescimento fetal insatisfatório, a hemorragia anteparto, a hipoxia fetal e o sofrimento fetal.

Os bebés pré-termo são principalmente classificados em três categorias, de acordo com a semana de gestação.

- O período entre as 32 e as 37 semanas é considerado como "ligeiramente pré-termo". Cerca de 80% dos bebés prematuros nascem por volta das 32 a 37 semanas de gestação.

- Entre as 28 e as 31 semanas é considerado "moderadamente pré-termo". Cerca de 11% dos bebés prematuros nascerão entre as 28 e as 31 semanas de gestação.

- Antes das 28 semanas é considerado "extremamente pré-termo". Cerca de 9% dos bebés prematuros nascerão com menos de 28 semanas de gestação.

Os bebés prematuros correm um maior risco de complicações a curto e a longo prazo, incluindo deficiências e impedimentos no crescimento e desenvolvimento mental.

Os bebés com baixo peso à nascença são definidos como o peso à nascença de um bebé nascido vivo inferior a 2500 g, independentemente da idade gestacional. A nível da população, a proporção de bebés com baixo peso à nascença é um indicador de um problema de saúde pública multifacetado que inclui a desnutrição materna a longo prazo. A OMS estimou que, a nível mundial, cerca de 17% de todos os nados-vivos são bebés com baixo peso à nascença. As principais causas dos bebés com baixo peso à nascença são o parto pré-termo, a idade jovem da mãe, as gravidezes múltiplas e a má nutrição da mãe.

Os bebés com baixo peso à nascença são principalmente classificados como

- Bebés com muito baixo peso à nascença - bebés com um peso à nascença inferior a 1500 g.

- Bebés com peso extremamente baixo à nascença - Bebés com um peso à nascença inferior a 1000g.

- Bebés pequenos para a data - Bebés com um peso à nascença inferior ao percentil 10 para a sua idade gestacional.

A massagem infantil foi introduzida pela primeira vez na China no século II a.C. Massajar o recém-nascido é uma tradição na Índia e noutros países asiáticos desde tempos imemoriais. A massagem neonatal pode ajudar os recém-nascidos a reduzir os níveis de stress e tem sido sugerida para melhorar o crescimento e o desenvolvimento de bebés prematuros e de baixo peso à nascença. Fizemos uma revisão da literatura para analisar as várias técnicas de massagem, os seus benefícios, o possível mecanismo de ação e os efeitos adversos. A revisão sugere que a massagem tem vários efeitos positivos em termos de aumento de peso, melhor padrão de sono-vigília, desenvolvimento neuromotor melhorado, melhor ligação emocional e taxas reduzidas de infeção nosocomial, reduzindo assim a mortalidade nos doentes hospitalizados.

De acordo com Field et al, (1986) o protocolo de massagem terapêutica moderada tem a duração de 15 minutos. Contém três fases generalizadas de cinco minutos, a primeira e a terceira eram fases tácteis e a estimulação cinestésica estava no meio.

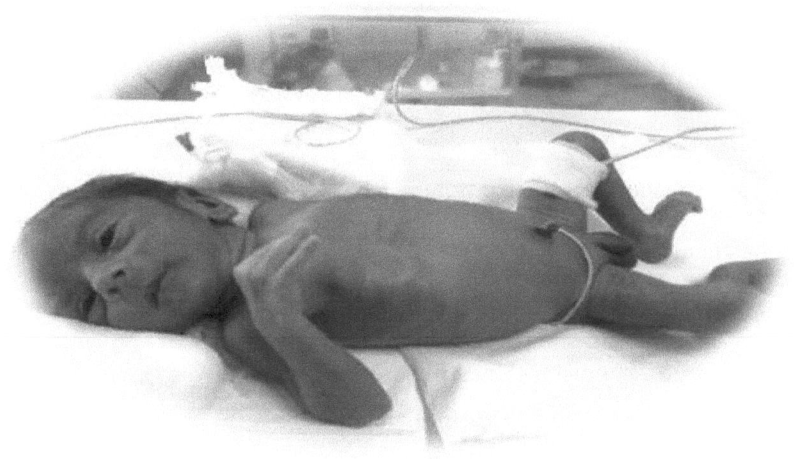

A terapia de massagem de pressão ligeira também seguiu o mesmo protocolo de Field et al (1986). As técnicas eram as mesmas na massagem terapêutica de pressão ligeira e moderada, exceto no caso da massagem terapêutica de pressão ligeira, em que se utilizaram carícias de pressão ligeira na primeira e na última sessão.

## 1.1  O ESTUDO

Neste estudo, comparamos o ganho de peso dos bebés pré-termo após receberem massagem terapêutica de pressão moderada com o dos que receberam massagem terapêutica de pressão ligeira. O grupo de massagem terapêutica de pressão moderada mostrou um aumento da atividade vagal e da motilidade gástrica. Também mostra um aumento no ganho de peso do que o grupo de terapia de massagem de pressão ligeira (Diego, Field & Hernandez-Reif 2005). A estimulação dos receptores de pressão proporcionou o estado de relaxamento do bebé, diminuiu a atividade cardíaca e aumentou a motilidade gástrica.

A frequência cardíaca e o aumento da atividade vagal devem-se à estimulação dos receptores de pressão e conduzem também à libertação de uma maior quantidade de hormonas de absorção dos alimentos, como a insulina (Field, 1988), a glicose e a gastrina.

## 1.2 NECESSIDADE DO ESTUDO

O objetivo do estudo era observar as alterações nos estados comportamentais, o aumento de peso e a frequência cardíaca enquanto recebiam massagem terapêutica de pressão moderada e ligeira.

Os bebés prematuros foram seleccionados aleatoriamente para o tratamento.

Foram feitas observações comportamentais dos estados de sono/despertar do bebé e a frequência cardíaca e o aumento de peso também foram registados antes e durante as sessões de terapia.

## 1.3 DECLARAÇÃO DO PROBLEMA

Uma vez que o efeito do programa de massagem terapêutica de pressão moderada versus pressão ligeira em bebés prematuros é ambíguo, este estudo tem como objetivo avaliar a ALTERAÇÃO DO GANHO DE PESO NA MASSAGEM TERAPÊUTICA DE PRESSÃO MODERADA VERSUS LEVE EM BEBÉS PRÉTERMO.

## 1.4   OBJECTIVOS DO ESTUDO

1.   Um estudo sobre o aumento de peso em bebés prematuros que recebem massagem terapêutica de pressão moderada e ligeira.

2.   Os estados comportamentais e a frequência cardíaca foram registados nos prematuros enquanto recebiam o tratamento.

## 1.5   HIPÓTESE

No contexto de um conhecimento ambíguo sobre o aumento de peso em bebés prematuros que recebem massagem terapêutica de pressão moderada e ligeira, a investigação deve ser realizada na perspetiva do que poderia ser:

**HIPÓTESE NULA**

A hipótese nula com base na qual o estudo foi concebido pode ser enunciada como "Não há alteração significativa do ganho de peso na terapia de massagem com pressão moderada versus pressão ligeira em bebés prematuros

# <u>REVISÃO DA LITERATURA</u>

- **Field T, Diego M, Hernandez-Reif M.** (2Ma010 y) Int J Neurosci. 2010 May; 120(5):381-5) afirmou que, para uma massagem terapêutica eficaz, é essencial uma pressão moderada. Quando comparada com a massagem terapêutica ligeira e moderada, os estudos mostram que a massagem terapêutica moderada melhora o crescimento e a

  do que a outra terapia em adultos.

- **Ho YB, Lee RS, Chow CB, Pang MY** (2009 Sep 15.) Pediatr Int. 2010 Jun; 52(3):378-85. Epub 2009 Sep 15) definiu o efeito da massagem terapêutica nos resultados motores em bebés com muito baixo peso à nascença. A massagem terapêutica pode ser um envolvimento viável para promover os resultados motores num subgrupo de

  Recém-nascidos com baixo peso ao nascer e com fraco desempenho motor.

- **Lee HK** (2005 Dez) Taehan Kanho Hakhoe Chi. 2005 Dec; 35(8):1451-60). Afirmou que o efeito da massagem infantil no ganho de peso, respostas fisiológicas e comportamentais em bebés prematuros. Este estudo mostrou que a massagem terapêutica pode melhorar as respostas fisiológicas óptimas e a organização comportamental de

  bebés prematuros.

- **Harold Jerome, Noronna Diego ( 2005 Jul.)** Ata Paediatr.

2007 Nov; 96(11):1588-91. Epub 2007 Sep 21). Afirmou que a atividade vagal, a motilidade gástrica e o aumento de peso em recém-nascidos pré-termo. O aumento de peso registado pelos recém-nascidos pré-termo

Os neonatos que recebem massagem terapêutica de pressão moderada podem ser mediados pelo aumento da atividade vagal e da motilidade gástrica.

➤ **Joshuwa Reif M, Derwin EK,** (2003 Sep.). Afirmou que os bebés prematuros estáveis ganharam mais peso e aumentaram o sono depois de receberem cinco dias de massagem terapêutica. Os bebés prematuros saudáveis e de baixo risco ganharam mais peso e dormiram menos com apenas 5

dias de massagem, em contraste com 10 dias em estudos anteriores.
➤ **Weller A, Ferber SG, Kuint J, Feldman R, Dollberg S, Arbel E, Kohelet D.** (Early Hum Dev. 2002 Apr;67(1-2):37-

45.) afirmou que a massagem terapêutica efectuada por mães e os profissionais promovem o peso em bebés prematuros.
➤ **Ohlsson A, Lacy JB, Horsley A.**(2000) Cochrane Database Syst Rev. 2004;(2):CD000390) Afirmou que, para promover o crescimento e o desenvolvimento de bebés prematuros, a massagem era a melhor técnica. A evidência de que a massagem em bebés prematuros é benéfica para os resultados do desenvolvimento é fraca e não

justificam uma utilização mais alargada da massagem em bebés prematuros.
➤ **Miguel Diegoa, Tiffany Fielda, b, Maria Hernandez-Reifc** (5 de

fevereiro de 2010) Infant Behav Dev. 2010 Apr; 33(2):115-24)
afirmou que a massagem terapêutica moderada promoveu o peso em
bebés pré-termo. prematuros. No tratamento eles
incluírammembrosmovimentos passivos dos membros. E a
densidade óssea dos bebés também aumentou

> **Tiffany Field** (Neonatal Netw. 2003 May-Jun; 22(3):39-45.
Review) afirmou que a Massagem Terapêutica facilita o aumento de
peso em bebés prematuros. Estudos de vários laboratórios
documentaram um ganho de peso 31 a 47% maior em recém-nascidos
prematuros que receberam massagem terapêutica (três sessões de 15
minutos durante 5-10 dias) em comparação com o tratamento médico
padrão.

> **Maria Hernandez-Reif, Miguel Diego, e Tiffany Field** (27 de
outubro de 2005) as mães que passaram mais tempo com os seus
recém-nascidos enquanto faziam uma massagem terapêutica
moderada revelaram

melhora o ganho de peso e obtém uma melhor classificação na escala
de Brazelton.

> **Angela Underdown, Jane Barlow, Vincent Chung, Sarah Stewart-Brown** (21 JAN 2009) Cochrane Database Syst Rev. 2006 Oct
18;(4):CD005038) Afirmou que a intervenção de massagem ajuda a
aumentar a saúde mental e física em bebés com menos de seis meses
de idade. **Os** resultados de nove estudos que forneceram dados
primários sugerem que a massagem infantil não tem efeito sobre o

crescimento, mas fornece algumas evidências sugestivas de uma

melhor interação mãe-bebé, sono e relaxamento, redução do choro e

uma

impacto benéfico sobre um certo número de hormonas que controlam
o stress.

- ➢ **Lin Huang** (Pediatr Rev. 2003 Jan; 24(1):4-11. Review) afirma que a

  revisão crítica da massagem terapêutica utilizada para recém-

  nascidos.

  A prática da massagem terapêutica promove o desenvolvimento de

  bebés prematuros.
- ➢ **F. Narenji,N. Rosbahany,** (2003).afirma que os efeitos da massagem

  terapêutica no ganho de peso e nos comportamentos de sono dos

  bebés. Os resultados deste estudo mostraram que a massagem

  terapêutica pode melhorar os comportamentos de sono, o ganho de

  peso e também o comprimento dos bebés. Estes efeitos positivos no

  crescimento dos bebés podem resultar de um aumento da libertação da

  hormona do crescimento devido a um aumento

  na duração do sono noturno dos bebés.
- ➢ **Ho, Yuen-bing** (2008) (J Pediatr. 2005 Nov; 147(5):579-85). afirma

  que os efeitos da massagem terapêutica no ganho de peso, no tempo

  de internamento e no desenvolvimento motor em bebés prematuros de

  muito baixo peso à nascença: um ensaio piloto controlado e aleatório.

  A massagem terapêutica é relativamente de baixo risco, e é uma

  potencial estratégia de intervenção precoce a ser introduzida nas

  unidades neonatais locais para promover

  os resultados do desenvolvimento precoce dos bebés de alto risco.

- ➢ **Yuen-Bing Ho, Robert S.Y. Lee, Chun-Bong Chow, Marco Y.C. Pang** (15 SEP 2009, Pediatr Int. 2010 Jun;52(3):378-85. Epub 2009 Sep 15). Afirma que o impacto da massagem terapêutica nos resultados motores em bebés com muito baixo peso à nascença. A massagem terapêutica pode ser um tratamento possível para promover a motricidade resultados num subgrupo de recém-nascidos de baixo peso com problemas motores

  desempenho.
- ➢ **Procianoy RS, Mendes EW, Silveira RC.** ( 2010 Jan, Early Hum Dev. 2010 Jan;86(1):7-11. Epub 2009 Dec 22). Afirma que a massagem terapêutica ajuda a aumentar os resultados do neurodesenvolvimento aos dois anos de idade corrigida para crianças com muito baixo peso ao nascer

  bebés.
- ➢ **Massaro AN, Hammad TA, Jazzo B, Aly H.** (2009 May J Perinatol. 2009 May;29(5):352-7. Epub 2009 Jan 15).afirma que a massagem com estimulação cinestésica ajuda a melhorar o peso em bebés prematuros. E a massagem com KS é uma intervenção relativamente simples e barata que pode melhorar o ganho de peso em bebés pré-termo seleccionados.


- ➢ **Lahat S, Mimouni FB, Ashbel G, Dollberg S.** (2007 Aug, J Am Coll Nutr. 2007 Aug; 26(4):356-9). Afirma que o gasto energético em bebés pré-termo em crescimento que recebem massagem terapêutica.

O gasto energético é significativamente reduzido após 5 dias de massagem terapêutica em bebés prematuros metabolicamente e termicamente estáveis. Esta diminuição do gasto energético pode ser em parte responsável pelo aumento do crescimento causado pela massagem terapêutica.

➢ **Hernandez-Reif M, Diego M, Field T**. (2007 Dec) Infant Behav Dev. 2007 Dec;30(4):557-61. Epub 2007 Jun 4) afirma que após 5 dias de massagem terapêutica os bebés prematuros mostram menos comportamentos e actividades de stress.

➢ **Chang SM, Sung HC (2007 Feb)** (Hu Li Za Zhi. 2007 Feb; 54(1):78-82).afirma que a aplicação da massagem terapêutica nos cuidados de enfermagem a bebés prematuros. Este artigo apresenta os princípios e métodos da massagem terapêutica, a eficácia da massagem terapêutica nos cuidados a bebés prematuros e uma abordagem para ensinar os pais a aplicar a massagem terapêutica nos seus bebés prematuros.

➢ **Arora J, Kumar A, Ramji S**. (2005 Nov; 42(11) Indian Pediatr. 2005 Nov;42(11):1092-100). afirma que o efeito da massagem com óleo no crescimento e no comportamento neurológico em recém-nascidos prematuros de muito baixo peso. A aplicação de óleo pode ter um potencial para melhorar o ganho de peso entre os recém-nascidos pré-termo de muito baixo peso à nascença.

➢ **Field T. (2002 Dec)** (Semin Neonatol. 2002 Dec; 7(6):487-94). afirma que os estudos de massagem terapêutica em bebés pré-termo: uma abordagem americana. Alguns estudos também mostraram que o comprimento e a cabeça crescimento da circunferência e aumento da densidade mineral óssea associados à massagem terapêutica.

➢ **Merino Navarro D, García Melchor M, Palomar Gallardo C, Cano López MC.**(Rev Enferm. 2002 Jun;25(6):12-4. Espanhol). Afirma que massagens e cuidados com crianças prematuras. A m a s s a g e m  infantil tem vindo a ser amplamente utilizada como terapia complementar e esta prática tem vindo a ganhar cada vez mais adeptos, uma vez que proporciona grandes benefícios às crianças que a recebem e à relação entre pais e filhos.

➢ **Becker PT, Thoman EB** (Physiol Behav. 1983 Oct;31(4):405-10) afirmou que Organização dos estados de sono e vigília em bebés: consistência entre contextos. Os estados de sono foram analisados separadamente para dois contextos: o bebé sozinho e o bebé com a mãe. Os estados analisados incluíram alerta, atividade de vigília (não alerta), agitação ou choro, sono ou transição sono-vigília, sono ativo, sono tranquilo e sono não classificado.

➢ **Thoman EB, Davis DH, Denenberg VH.** (Physiol Behav. 1987;41(6):531-7.) O estudo dos estados de sono e vigília dos bebés foi alargado ao domínio do tempo através da análise da sua covariação temporal durante um intervalo de 4 semanas, utilizando o coeficiente de correlação intrapessoal

# METODOLOGIA

## 3.1 PARTICIPANTES

Trinta bebés pré-termo (idade gestacional média = 32 semanas, peso médio ao nascer = 1000 gramas) foram distribuídos aleatoriamente.

## 3.2 INSTRUMENTOS DE AVALIAÇÃO UTILIZADOS

- Comportamentos de sono-vigília - Critérios do estado de sono de Thoman

- Frequência cardíaca do bebé antes e depois do tratamento

- Peso do bebé antes e depois do tratamento

## 3.3 MATERIAIS

- Toalha

- Recolha de dados e folha de registo

- Balança de equilíbrio pediátrica para avaliação do peso corporal

- Estetoscópio para avaliação do ritmo cardíaco

## 3.4 METODOLOGIA

### a. Conceção do estudo

Este é um estudo com dois grupos. Um recebeu massagem terapêutica de pressão moderada e o outro recebeu massagem terapêutica de pressão ligeira. Os resultados foram comparados.

### b. Contexto do estudo

O estudo foi efectuado na Unidade de Cuidados Intensivos para Recém-Nascidos (UCIN), Hospital Civil, Gurugram

### c. Técnica de amostragem

Amostragem aleatória conveniente.

**d.    Tamanho da amostra**

30 bebés pré-termo foram divididos em dois grupos de 15 crianças cada.

**e.    Duração do estudo**

O estudo foi efectuado durante um período de quatro meses.

**f.    Critérios de seleção Critérios de inclusão**

➢    Idade gestacional entre 28-32 semanas

➢    O seu peso à nascença situa-se entre 550-1800 gms

➢    O seu internamento na UCIN foi de 5 a 50 dias

➢    A sua entrada no estudo do peso atual situa-se entre 1000 e 1900 gms

➢    Estão clinicamente estáveis

➢    Não receberam antibióticos e fototerapia

**Critérios de exclusão**

➢    Anomalias genéticas, malformações congénitas e disfunções do sistema nervoso central

➢    Vírus da Imunodeficiência Humana +ve

➢    História materna de alcoolismo, toxicodependência, sífilis ou hepatite

➢    Peso à nascença superior a 2000gms

➢    Entrada atual no estudo do peso à nascença inferior a 1000 e superior a 2000 gms.

**h.    Conceção do estudo**

Foram efectuadas três sessões de tratamento de 15 minutos por dia, durante cinco dias, durante um período de 4 meses.

**i. Duração do tratamento**

Três sessões de tratamento de 15 minutos por dia durante cinco

dias.

**j. Análise estatística**

Foi utilizado o teste t independente para comparar os dois grupos.

Teste t pareado dependente utilizado para os grupos Equações teste t

independente e

$$t = \frac{\overline{x_1} - \overline{x_2}}{S} \sqrt{\frac{n_1 n_2}{(n_1 + n_2)}}$$

$$S = \sqrt{\frac{\sum (x_1 - \overline{x_1})^2 + \sum (x_2 - \overline{x_2})^2}{n_1 + n_2 - 2}}$$

***Onde,***

S $\quad=\quad$ Desvio-padrão combinado.

$X_1$ $\quad=\quad$ Diferença entre o pré-teste e o pós-teste no Grupo A

$\overline{x1}$ $\quad=\quad$ Diferença média do Grupo A.

$X_2$ $\quad=\quad$ Diferença entre o pré-teste e o pós-teste no Grupo B

$\overline{x}_2$ $\quad=\quad$ Diferença média do Grupo B.

$n_1$ $\quad=\quad$ Número de doentes no Grupo A

$n_2$ $\quad=\quad$ Número de doentes do grupo B

Teste t dependente

1.  Teste "t" dependente $=$
$$\dfrac{\overline{\sum d}}{\sqrt{\dfrac{N\sum d^2 - \left(\sum d\right)^2}{N-1}}}$$

d = Diferença entre os valores pós-teste e pré-teste. N = Número de pacientes.

2.  Teste "t" independente $=$
$$\dfrac{\overline{d}_1 - \overline{d}_2}{S}\sqrt{\dfrac{n_1 n_2}{n_1 + n_2}}$$

$$S = \sqrt{\dfrac{\sum\left(d_1 - \overline{d}_1\right)^2 + \left(d_2 - \overline{d}_2\right)^2}{n_1 + n_2 - 2}}$$

$\overline{d}_1$ = diferença média entre os valores pós-teste e pré-teste no Grupo I

$\overline{d}_2$ = diferença média entre o valor pós e pré no Grupo II

$d_1$ = Diferença entre o valor pós e pré do Grupo I

$d_2$ = Diferença entre o valor do teste pós e pré do Grupo II $n_1$ =

Número de doentes no Grupo I

$n_2$ = Número de doentes do Grupo II S = Desvio-padrão combinado

## II.   TÉCNICAS DE TRATAMENTO

**PROCEDIMENTO**

Neste estudo, a massagem foi efectuada e m  três sessões de 15 minutos por dia, durante cinco dias.

A massagem terapêutica de pressão moderada foi permitida durante 15 minutos por sessão. Consiste em três fases padronizadas de cinco minutos, sendo uma fase de estimulação tátil e duas sessões de estimulação cinestésica.

Na fase de estimulação tátil, o bebé foi colocado em posição de decúbito ventral e acariciado com uma pressão moderada. A técnica de carícias superficiais é uma técnica de relaxamento que consiste em movimentos lineares rítmicos da mão relaxada ou de uma parte dela sobre a pele, em qualquer direção, ou seja, de proximal para distal ou vice-versa, sem qualquer pressão.

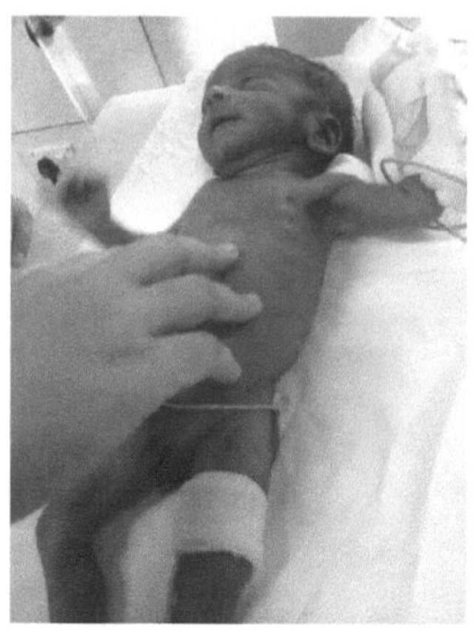

De acordo com o protocolo de massagem de Field et al. (1986), os bebés prematuros foram massajados durante cinco a seis períodos de um minuto em cada região, na seguinte sequência

- Cabeça e rosto

Acariciar o cimo da cabeça com os polegares em movimentos circulares. Depois, com as pontas dos dedos, acaricie da cabeça para baixo ao longo d o s  lados do rosto. Inclua as sobrancelhas, o nariz, as bochechas, o maxilar e à volta das orelhas.

- Ombros, braços e mãos

Massajar os ombros, arredondando-os para a frente, e descer os braços até às mãos. Envolver o braço do bebé desde o ombro até ao pulso e massajar as mãos e os dedos do bebé com o polegar e o dedo indicador do terapeuta.

- Tórax e abdómen

Com ambas as mãos, acaricie o peito a partir do centro, seguindo a linha das costelas para o lado do corpo. O desconforto abdominal pode ser aliviado através de movimentos circulares, no sentido dos ponteiros do relógio, à volta do umbigo.

- Pernas, pés e tornozelos

Fazer movimentos longos ao longo das pernas, desde a coxa até aos dedos dos pés, em todas as superfícies, depois massajar apertando suavemente, como nos braços. Massajar os tornozelos; em seguida, apoiar o tornozelo e utilizar o polegar para massajar a planta do pé com firmeza.

- Voltar

Começando pelo pescoço, acaricie as costas com uma mão espalmada e, em seguida, massaje suavemente com as pontas dos dedos em movimentos circulares de um lado e do outro da coluna vertebral até às nádegas. O bebé pode estar em decúbito ventral ou deitado de lado.

- Nádegas

Agitar as nádegas e apertar com os dedos e o polegar.

Na fase de estimulação cinestésica, a posição do bebé era supina e os braços alternados, depois as pernas e, finalmente, as pernas juntas eram fletidas e estendidas (como num movimento de bicicleta). Este movimento deve ser indolor e deve durar 10 segundos de um total de cinco segmentos de um minuto.

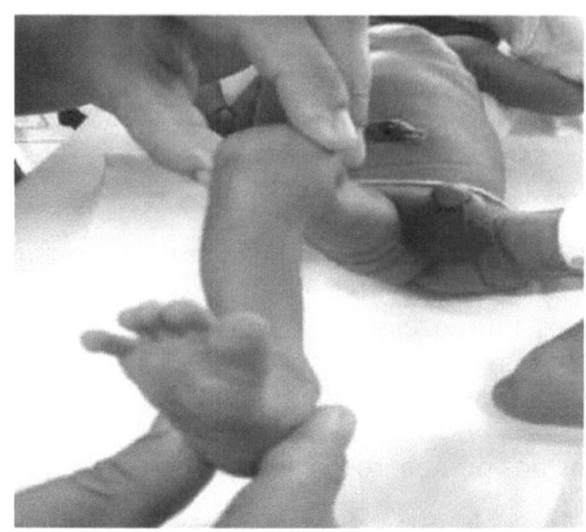

A massagem de pressão ligeira seguiu o mesmo protocolo de Field et al (1986). O tempo e a disposição do tratamento da terapia de massagem de pressão ligeira foram os mesmos da terapia de massagem de pressão moderada, exceto as carícias de pressão ligeira. Esta foi utilizada nos primeiros e últimos cinco minutos do tratamento. A estimulação cinestésica foi efectuada a meio e manteve-se igual.

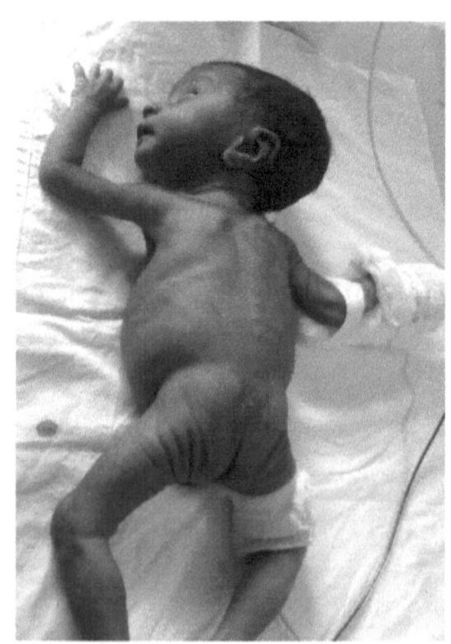

# **RESULTADOS**

## IPESO DO BEBÉ

## MASSAGEM TERAPÊUTICA MODERADA

| S. Não | Pré-teste | Pós-teste | d | $(d-\bar{d})$ | $(d-\bar{d})^2$ |
|---|---|---|---|---|---|
| 1 | 1.63 | 1.72 | -0.09 | -0.058 | 0.0033 |
| 2 | 1.16 | 1.31 | -0.15 | 0.002 | 0.000004 |
| 3 | 1.25 | 1.37 | -0.12 | 0.028 | 0.00078 |
| 4 | 1.60 | 1.73 | -0.13 | 0.018 | 0.00032 |
| 5 | 1.21 | 1.36 | -0.15 | 0.002 | 0.000004 |
| 6 | 1.57 | 1.70 | -0.13 | 0.018 | 0.00032 |
| 7 | 1.28 | 1.40 | 0.12 | 0.028 | 0.00078 |
| 8 | 1.13 | 1.28 | -0.15 | 0.002 | 0.000004 |
| 9 | 1.36 | 1.52 | -0.16 | 0.012 | 0.000144 |
| 10 | 1.87 | 2.07 | -0.20 | 0.052 | 0.00270 |
| 11 | 1.17 | 1.30 | -0.13 | 0.018 | 0.00032 |
| 12 | 1.38 | 1.53 | -0.15 | 0.002 | 0.000004 |
| 13 | 1.46 | 1.62 | -0.16 | 0.012 | 0.000144 |
| 14 | 1.67 | 1.87 | -0.20 | 0.052 | 0.00270 |
| 15 | 1.72 | 1.91 | -0.19 | 0.042 | 0.00176 |

$$d = 2.23 \qquad \bar{d} = 0.1486$$
$$S = 0, \qquad 03079t = 18{,}05$$

# MASSAGEM TERAPÊUTICA DE PRESSÃO LIGEIRA

| Não | Pré-teste | Pós-teste | d | $(d-\bar{d})$ | $(d-\bar{d})^2$ |
|---|---|---|---|---|---|
| 1 | 1.25 | 1.28 | -0.03 | 0.0033 | 0.000009 |
| 2 | 1.50 | 1.53 | -0.03 | 0.0033 | 0.000009 |
| 3 | 1.18 | 1.20 | -0.02 | 0.007 | 0.000049 |
| 4 | 1.02 | 1.05 | -0.03 | 0.0033 | 0.000009 |
| 5 | 1.08 | 1.11 | -0.03 | 0.0033 | 0.000009 |
| 6 | 1.47 | 1.50 | -0.03 | 0.0033 | 0.000009 |
| 7 | 1.07 | 1.09 | -0.02 | 0.007 | 0.000049 |
| 8 | 1.21 | 1.23 | -0.02 | 0.007 | 0.000049 |
| 9 | 1.68 | 1.70 | -0.02 | 0.007 | 0.000049 |
| 10 | 1.38 | 1.40 | -0.02 | 0.007 | 0.000049 |
| 11 | 1.42 | 1.45 | -0.03 | 0.0033 | 0.000009 |
| 12 | 1.59 | 1.61 | -0.02 | 0.007 | 0.000049 |
| 13 | 1.48 | 1.51 | -0.03 | 0.0033 | 0.000009 |
| 14 | 1.18 | 1.21 | -0.03 | 0.0033 | 0.000009 |
| 15 | 1.06 | 1.10 | -0.04 | 0.013 | 0.000169 |

$d = 0.4$

$\bar{d} = 0.0267$

$S = 0.006181$

$t = 16.92$

## II.    RITMO CARDÍACO DO BEBÉ

## TERAPIA DE PRESSÃO MODERADA

| S. Não | Pré-teste | Pós-teste | d | $(d-\bar{d})$ | $(d-\bar{d})^2$ |
|---|---|---|---|---|---|
| 1 | 168 | 140 | 28 | 9.53 | 90.82 |
| 2 | 175 | 154 | 21 | 2.53 | 6.40 |
| 3 | 179 | 164 | 15 | -3.47 | 12.04 |
| 4 | 138 | 129 | 9 | -9.47 | 89.68 |
| 5 | 181 | 172 | 9 | -9.47 | 89.68 |
| 6 | 166 | 152 | 14 | -4.47 | 19.98 |
| 7 | 128 | 118 | 10 | -8.47 | 71.74 |
| 8 | 155 | 138 | 17 | -1.47 | 2.16 |
| 9 | 188 | 169 | 19 | 0.53 | 0.280 |
| 10 | 175 | 154 | 21 | 2.53 | 6.40 |
| 11 | 172 | 151 | 21 | 2.53 | 6.40 |
| 12 | 164 | 147 | 17 | -1.47 | 2.16 |
| 13 | 193 | 162 | 31 | 12.53 | 157 |
| 14 | 163 | 141 | 22 | 3.53 | 12.46 |
| 15 | 144 | 121 | 23 | 4.53 | 20.520 |

d = 277

$\bar{d}$ = 18.47

S = 6.476

t = 11.05

# MASSAGEM TERAPÊUTICA DE PRESSÃO LIGEIRA

| S. Não | Pré-teste | Pós-teste | d | $(d-\bar{d})$ | $(d-\bar{d})^2$ |
|---|---|---|---|---|---|
| 1 | 162 | 157 | 5 | -5.13 | 26.31 |
| 2 | 171 | 162 | 9 | -1.13 | 1.27 |
| 3 | 168 | 156 | 12 | 1.87 | 3.49 |
| 4 | 178 | 163 | 15 | 4.87 | 23.71 |
| 5 | 149 | 135 | 14 | 3.87 | 14.97 |
| 6 | 154 | 142 | 12 | 1.87 | 3.49 |
| 7 | 163 | 158 | 5 | -5.13 | 26.31 |
| 8 | 138 | 123 | 15 | 4.87 | 23.71 |
| 9 | 129 | 118 | 11 | 0.87 | 0.756 |
| 10 | 149 | 137 | 12 | 1.87 | 3.49 |
| 11 | 164 | 156 | 8 | -2.13 | 4.53 |
| 12 | 172 | 164 | 8 | -2.13 | 4.53 |
| 13 | 181 | 173 | 8 | -2.13 | 4.53 |
| 14 | 139 | 128 | 11 | 0.87 | 0.756 |
| 15 | 144 | 137 | 7 | -3.13 | 9.79 |

$d = 152$

$\bar{d} = 10.13$

$S = 3{,}2911 \quad t = 11{,}02$

## III.   ESCALA DE SONO DE THOMAN

### MASSAGEM TERAPÊUTICA DE PRESSÃO MODERADA

| S. Não | Pré-teste | Pós-teste | d | $(d-\bar{d})$ | $(d-\bar{d})^2$ |
|---|---|---|---|---|---|
| 1 | 6 | 3 | 3 | -1.13 | 1.27 |
| 2 | 5 | 2 | 3 | -1.13 | 1.27 |
| 3 | 7 | 3 | 4 | -0.13 | 0.0169 |
| 4 | 4 | 1 | 3 | -1.13 | 1.27 |
| 5 | 8 | 3 | 5 | 0.87 | 0.756 |
| 6 | 9 | 3 | 6 | 1.87 | 3.49 |
| 7 | 5 | 2 | 3 | -1.13 | 1.27 |
| 8 | 6 | 3 | 3 | -1.13 | 1.27 |
| 9 | 10 | 3 | 7 | 2.87 | 8.23 |
| 10 | 5 | 1 | 4 | -0.13 | 0.0169 |
| 11 | 8 | 4 | 4 | -0.13 | 0.0169 |
| 12 | 7 | 3 | 4 | -0.13 | 0.0169 |
| 13 | 6 | 1 | 5 | 0.87 | 0.756 |
| 14 | 5 | 1 | 4 | -0.13 | 0.0169 |
| 15 | 6 | 2 | 4 | -0.13 | 0.0169 |

$d=62$

$\bar{d}=4,13 \quad S=1,185 \quad t=13,49$

# MASSAGEM TERAPÊUTICA DE PRESSÃO LIGEIRA

| S. Não | Pré-teste | Pós-teste | d | $(d-\bar{d})$ | $(d-\bar{d})^2$ |
|---|---|---|---|---|---|
| 1 | 7 | 5 | 2 | -0.47 | 0.220 |
| 2 | 9 | 7 | 2 | -0.47 | 0.220 |
| 3 | 10 | 7 | 3 | 0.53 | 0.280 |
| 4 | 9 | 6 | 3 | 0.53 | 0.280 |
| 5 | 7 | 4 | 4 | 1.53 | 2.34 |
| 6 | 8 | 6 | 2 | -0.47 | 0.220 |
| 7 | 6 | 4 | 2 | -0.47 | 0.220 |
| 8 | 4 | 3 | 1 | -1.47 | 2.16 |
| 9 | 10 | 7 | 3 | 0.53 | 0.280 |
| 10 | 7 | 5 | 2 | -0.47 | 0.220 |
| 11 | 8 | 5 | 3 | 0.53 | 0.280 |
| 12 | 9 | 6 | 3 | 0.53 | 0.280 |
| 13 | 4 | 2 | 2 | -0.47 | 0.220 |
| 14 | 8 | 6 | 2 | -0.47 | 0.220 |
| 15 | 10 | 7 | 3 | 0.53 | 0.280 |

$\sum d = 37$

$\bar{d} = 2,47 \quad S = 0,7425 \quad t = 12,88$

# COMPARAÇÃO DO PESO CORPORAL DOS PÓS-TESTES DE

# MASSAGEM TERAPÊUTICA DE PRESSÃO MODERADA E LIGEIRA

| Não | Pressão moderada Massagem terapêutica $X_1$ | Massagem terapêutica de pressão ligeira $X_2$ | $\overline{(X_1 - X)_1}$ | $\overline{(X_1 - X)_1}^2$ | $\overline{(X_2 - X_2)}$ | $\overline{(X_2 - X)_2}^2$ |
|---|---|---|---|---|---|---|
| 1 | 1.72 | 1.28 | 0.14 | 0.0196 | 0.05 | 0.0025 |
| 2 | 1.31 | 1.53 | 0.27 | 0.0729 | 0.2 | 0.04 |
| 3 | 1.37 | 1.20 | 0.21 | 0.0441 | 0.13 | 0.0169 |
| 4 | 1.73 | 1.05 | 0.15 | 0.0225 | 0.28 | 0.0784 |
| 5 | 1.36 | 1.11 | 0.22 | 0.0484 | 0.22 | 0.0484 |
| 6 | 1.70 | 1.50 | 0.12 | 0.0144 | 0.17 | 0.0289 |
| 7 | 1.40 | 1.09 | 0.18 | 0.0324 | 0.24 | 0.0576 |
| 8 | 1.28 | 1.23 | 0.3 | 0.09 | 0.1 | 0.01 |
| 9 | 1.52 | 1.70 | 0.06 | 0.0036 | 0.37 | 0.1369 |
| 10 | 2.07 | 1.40 | 0.49 | 0.2401 | 0.07 | 0.0049 |
| 11 | 1.30 | 1.45 | -0.27 | 0.0784 | 0.12 | 0.0144 |
| 12 | 1.53 | 1.61 | 0.05 | 0.0025 | 0.28 | 0.0784 |
| 13 | 1.62 | 1.51 | 0.04 | 0.0016 | 0.18 | 0.0324 |
| 14 | 1.87 | 1.21 | 0.29 | 0.0841 | 0.12 | 0.0144 |
| 15 | 1.91 | 1.10 | 0.33 | 0.1089 | 0.23 | 0.0529 |

$X_1 =$ 23.69

$\overline{X} =_2$    19.97

$\overline{X} =_1$    1.58

$\overline{X} =_2$    1.33

$$S = \sqrt{\frac{\sum(\Xi_1 - X)_2^2 + \sum \square X_2 - X)_2{}^2}{n_1 + n_2}}$$

$S$    $=$    0.229

valor t =    2.968

Tabular o valor t para 28 graus de liberdade ao nível de 5%

a significância é de 2,763

Trinta bebés de termo foram seleccionados para o tratamento. Foram divididos em dois grupos, cada um com quinze bebés. Um grupo recebeu massagem terapêutica moderada e o outro grupo recebeu massagem terapêutica de pressão ligeira. Os resultados foram medidos através de três métodos: a escala de sono de Thoman, a análise do peso corporal e a análise do ritmo cardíaco.

Neste estudo comparativo, os valores pré-teste e pós-teste foram obtidos através da análise do peso, da frequência cardíaca e da escala de Thoman. Para a análise dentro do grupo, utilizou-se o teste t emparelhado dependente. E para comparar ambos os grupos de tratamento utilizando o teste t independente.

A análise do peso dos bebés pré-termo para 28 graus de liberdade a um nível de significância de 5% é de 2,763 e o valor t calculado é de 2,968, pelo que as hipóteses alternativas são aceites.

# DISCUSSÃO

Neste estudo, o grupo de massagem terapêutica de pressão moderada ganhou mais peso do que o outro grupo de massagem terapêutica. Muitos estudos em bebés prematuros mostram os mesmos resultados, (Diego et al, 2004; Dieter, Field, Hernandez-Reif, Emory & Redzepi, 2003; Field et al, 1986) mostram um aumento do ganho de peso em bebés prematuros enquanto recebem massagem terapêutica moderada e bebés de termo ,Field, Hernandez-Reif, Diego, Feijo, Vera & Gil 2004; Goldstein-Ferber, 2004; Moyer-Mileur, Brunstetter, McNaught, Gill & Chan, 2000.

Trinta bebés de termo foram seleccionados para o tratamento. Foram divididos em dois grupos, cada um com quinze bebés. Um grupo recebeu massagem terapêutica moderada e o outro grupo recebeu massagem terapêutica de pressão ligeira. Os resultados foram medidos através de três métodos: a escala de sono de Thoman, a análise do peso corporal e a análise do ritmo cardíaco. A duração do tratamento foi de 5 dias.

## DIFERENÇA MÉDIA ENTRE A MASSAGEM TERAPÊUTICA DE PRESSÃO MODERADA E A MASSAGEM TERAPÊUTICA DE PRESSÃO LIGEIRA (PESO DO BEBÉ)

| Grupos | Média | Desvio padrão | Dependente emparelhado valor t |
|---|---|---|---|
| Massagem terapêutica de pressão moderada | 0.1486 | 0.03079 | 18.05 |
| em terapêutica de pressão ligeira | 0.0267 | 0. 006181 | 16.92 |

## DIFERENÇA MÉDIA ENTRE A MASSAGEM TERAPÊUTICA DE PRESSÃO MODERADA E A MASSAGEM TERAPÊUTICA DE PRESSÃO LIGEIRA (FREQUÊNCIA CARDÍACA DO BEBÉ)

| Grupos | Média | Desvio padrão | Dependente emparelhado valor t |
|---|---|---|---|
| terapêutica de pressão moderada | 18.47 | 6.476 | 11.05 |
| em terapêutica de pressão ligeira | 10.13 | 3.2911 | 11.02 |

## DIFERENÇA MÉDIA ENTRE A MASSAGEM TERAPÊUTICA DE PRESSÃO MODERADA E A MASSAGEM TERAPÊUTICA DE PRESSÃO LIGEIRA (ESCALA DE SONO DE THOMAN)

| Grupos | Média | Desvio padrão | Dependente emparelhado valor t |
|---|---|---|---|
| ı terapêutica de pressão moderada | 4.13 | 1.185 | 13.49 |
| em terapêutica de pressão ligeira | 2.47 | 0.7425 | 12.88 |

## ANÁLISE DOS VALORES POSTERIORES DO PESO DOS DOIS GRUPOS

| Grupos | Média | Desvio padrão | Calcular o valor d t | Tabela Valor t |
|---|---|---|---|---|
| Massagem terapêutica de pressão moderada | 4.13 | 0.2299 | 2.968 | 2.763 |
| em terapêutica de pressão ligeira | 2.47 | | | |

Os dados da escala de sono e da frequência cardíaca sugerem que o grupo de massagem terapêutica de pressão moderada estava muito relaxado e menos stressado do que o grupo de massagem terapêutica de pressão ligeira. Os estados comportamentais mais relaxados e a frequência cardíaca mais baixa foram a prova disso.

Os bebés pré-termo com massagem terapêutica moderada estavam mais relaxados, não tão activos, durante o tratamento, o que leva a um maior ganho de peso, potencialmente por um menor gasto de energia.

De acordo com a análise estatística, os valores da frequência cardíaca e da escala de sono de Thoman foram menores no grupo de massagem terapêutica moderada do que no grupo de massagem terapêutica de pressão ligeira. Isto mostra que o grupo de massagem terapêutica moderada estava mais relaxado do que o grupo de massagem terapêutica ligeira. Os testes t emparelhados dependentes para o grupo de massagem terapêutica moderada foram

do que o grupo da massagem terapêutica ligeira. Na frequência cardíaca, moderada
O valor t emparelhado dependente da massagem terapêutica foi de 11,05 e o valor t para o grupo de massagem terapêutica ligeira foi de 11,02. Relativamente à escala de sono de Thoman, os testes t dependentes emparelhados para o grupo de massagem terapêutica moderada foi de 13,49 e para o grupo de massagem terapêutica ligeira foi de 12,88.

Ao comparar o ganho de peso dos bebés em dois grupos, foi utilizado o teste t independente. O valor t calculado é superior ao valor t tabelado. O valor t calculado foi de 2,968 e o valor t tabelado foi de 2,763, o que mostra que há uma mudança significativa no ganho de peso na terapia de massagem de pressão moderada versus leve em bebés prematuros, pelo que a hipótese alternativa é aceite.

# <u>CONCLUSÃO</u>

De acordo com a análise estatística e a revisão da literatura, ficou claramente estabelecido que a massagem terapêutica de pressão moderada é muito mais eficaz do que a massagem terapêutica de pressão ligeira para o aumento de peso dos bebés pré-termo.

A partir da revisão da literatura, **Miguel Diegoa, Tiffany Fielda, b, Maria Hernandez-Reifc (5 de fevereiro de 2010)** afirmaram que a massagem terapêutica moderada promoveu o peso em bebés prematuros. No tratamento, incluíram também movimentos passivos dos membros. E a densidade óssea dos bebés também aumentou.

A partir da análise estatística, o valor t calculado é superior ao valor t tabelado. O valor t calculado foi de 2,968 e o valor t tabelado foi de 2,763, o que mostra que há uma mudança significativa no ganho de peso na terapia de massagem de pressão moderada versus leve em bebés prematuros", pelo que a hipótese alternativa é aceite e há **"uma diferença significativa no peso dos bebés prematuros quando se faz uma terapia de massagem de pressão moderada do que uma terapia de massagem de pressão leve"**

## LIMITAÇÕES E RECOMENDAÇÕES LIMITAÇÃO

> O estudo foi limitado no tempo.
> Foi efectuado num pequeno número de disciplinas.

➢ Incluiu apenas bebés pré-termo com 28-32 semanas de idade gestacional.
➢ A massagem foi a única técnica de tratamento utilizada.


## RECOMENDAÇÕES PARA ESTUDOS FUTUROS

➢ Podem ser efectuados mais estudos com uma amostra de maior dimensão.
➢ O mesmo tipo de estudos pode também ser utilizado com bebés de termo.
➢ Juntamente com a massagem terapêutica, outras técnicas como a voijta e a terapia de estimulação precoce podem ser adicionadas para estudos posteriores.

# REFERÊNCIAS

1. Richard.E. Behrman, Hal.B.Jenson&Robert.M. Kliegman:
   Nelson text book of Paediatrics, 17ª edição, 2004.
2. Dr. Mayoor.K.Chheda: Aspectos práticos da pediatria, livros Bhalani, 4.ª edição,
   2006
3. Susan.K.Campbell:    Physicaltherapyforchildren    ; W.B.Saunders, 1996
4. A.Parthasarathy& P.S.N. Menon: I A P Text book of pediatrics: Jay pee
   brothers, 2ª edição, 2001
5. Nair M.K.C: Desenvolvimento da criança, livros Prism, 2000
6. J.Viswanathan& A.B. Desai: Achar's text book of pediatrics:orient Longman,
   2000
7. Jan Stephen Tecklin : Fisioterapia pediátrica: Lippincott
   Williams & Wilkins :1998,3ª edição
8. Illingworth: Desenvolvimento do bebé e da criança pequena :
   Divisão médica do grupo Longman, 1987, 9ª edição
9. Elizabeth Holey & Eileen COOK: Massagem terapêutica: W.B.Saunders, 1999
10. Sandy Fritz: Mosby's fundamentals of therapeutic massage: Mosby life line, 1ª
    edição, 1995
11. AkhouryGourangSinha: Princípios e prática da massagem terapêutica: Jaypee, 2ª
    edição, 2010
12. M.M. Shoukri& C.A. Pause :Statical methods for health sciences :CRS press,
    2nd edition, 1998
13. Kothari C.R.: Metodologia de investigação - Métodos e técnicas
    (segunda edição revista); New age international publishers,2004
14. Gupta S.P: Statical methods: Sulthan Chand and sons: 2000,8th edition
15. Field T, Diego M, Hernandez-Reif M. (2Ma010 y) Int J Neurosci. 2010 May;
    5):381-5)
    para efeitos de uma boa massagem terapêutica, é essencial uma pressão
    moderada.
16. Ho YB, Lee RS, Chow CB, Pang MY (2009 Sep 15.) Pediatr Int. 2010 Jun;
    52(3):378-85.
    Epub 2009 Sep 15) a massagem terapêutica melhora os resultados motores em
    bebés com muito baixo peso à nascença
    bebés: estudo piloto controlado e aleatório.
17. Lee HK (2005 Dec) Taehan Kanho Hakhoe Chi. 2005 Dec; 35(8):1451-60).
    Efeito da massagem infantil no ganho de peso, respostas fisiológicas e
    comportamentais em bebés prematuros.
18. Hernandez-Reif M, Diego MA, Field T ( 2005 Jul.) Ata Paediatr. 2007).
    Melhoria da atividade vagal, motilidade gástrica e aumento de peso em recém-
    nascidos prematuros massajados.
19. Ohlsson A, Lacy JB, Horsley A.(2000) Cochrane Database Syst Rev.
    2004;(2):CD000390)
    massagem para promover o crescimento e o desenvolvimento de bebés
    prematuros e/ou de baixo peso à nascença.
20. Miguel Diegoa, Tiffany Fielda, b, Maria Hernandez-Reifc (5 de fevereiro de
    2010) Infant Behav Dev. 2010
    Apr; 33(2):115-24) Investigação sobre massagem terapêutica em bebés
    prematuros
21. Tiffany Field (Neonatal Netw. 2003 May-Jun; 22(3):39-45. Revisão) A
    massagem terapêutica ajuda
    para melhorar o peso em bebés prematuros.

22. Angela Underdown, Jane Barlow, Vincent Chung, Sarah Stewart-Brown (21 JAN 2009)
Cochrane Database Syst Rev. 2006 Oct 18;(4):CD005038) a massagem terapêutica ajuda a promover
saúde física e mental dos bebés com menos de seis meses de idade.
23. Lin Huang (Pediatr Rev. 2003 Jan; 24(1):4-11. Revisão) revisão crítica da massagem terapêutica
empregue para recém-nascidos.

<h1 style="text-align:center"><u>APÊNDICES</u></h1>

**APÊNDICE I**

FICHA DE AVALIAÇÃO NEONATAL

- ➤ Nome

- ➤ Idade

- ➤ Género

- ➤ Data de nascimento

- ➤ Endereço

- ➤ Ip/op não

- ➤ Perímetro da cabeça

- ➤ Peso à nascença

- ➤ Queixas principais

- ➤ História

- Pré-natal
- Natal
- Pós-natal
  - Antecedentes familiares NA OBSERVAÇÃO

- Em decúbito dorsal
- Propenso
- Sentado
- De pé


MILESTRES

- Sorriso social (2 meses)
- Manutenção da cabeça (4 meses)
- Seguir com os olhos (5 meses)
- Prorrogação (6 meses)
- Gatinhar (7meses)
- Sentado (8 meses)
- Permanente(12 meses)

- Andar (15 meses)

## AVALIAÇÃO DE REFLEXOS

Reflexos neonatais

1) Reflexos espinhais
- Colocação dos membros inferiores (B-6semanas)
- Colocação do membro superior (B-6 semanas)
- Marcha automática (B-6 semanas)
- Flexor com gavinha (28 semanas-2 meses)
- Impulso extensor cruzado (28 semanas-2 meses)
- Sucção (B-7 meses)
- Enraizamento (B-4mnths)
- Deglutição (B-7meses)
- Moro's (28 semanas-5 meses)
- Starlc (B-persiste)
- Preensão palmar (B-6 meses)
- Preensão plantar (28 semanas-10 meses)
2) Reacções automáticas
- Reflexo de Landau (6 meses-15 meses)
- Incursão do tronco de Gallant (B- 3 anos)
- Reação do para-quedas
3) Reflexos do tronco cerebral ou reflexos tónicos
- ATNR (B- 6 meses)
- STNR (4 meses-12 meses)
- TLR (B-6 meses)
- Reacções de apoio positivas (B- 6 meses)
- Reacções de apoio negativas
4) Reacções mesencefálicas ou reflexos posturais
- Endireitamento ótico (2 meses - persiste)
- Labiríntico (2 meses-persiste)
- Endireitar o corpo sobre o corpo (4 meses-5 anos)
- Corpo a endireitar-se na cabeça (B-5 anos)
- Dolls eye(B-2wks)
5) Reacções corticais
- Equilíbrio e equilíbrio
a. Em fase de preparação (6 meses - persiste)
b. Em supino (7 meses - persiste)
c. Em sessão (7 meses - persiste)
d. Em pé (12 meses - persiste)

## NO EXAME

❖ PONTUAÇÃO DO APGAR

| A | Aparência |
|---|---|
| P | Frequência de pulso |
| G | Grimace |
| A | Atitude do membro |
| R | Frequência respiratória |

Pontuação total - 10

❖ Funções superiores
• Audição
• Visão
• Discurso

❖ Avaliação motora
➢ Tom

| Certo | Esquerda |
|---|---|
| Membro superior | Membro superior |
| Membro inferior | Membro inferior |

➢ Amplitude de movimento

| Certo | Esquerda |
|---|---|
| Membro superior | Membro superior |
| Membro inferior | Membro inferior |

➢ Reflexos
• Reflexos tendinosos profundos

| Certo | Esquerda |
|---|---|

| Membro superior | Membro superior |
| --- | --- |
| Membro inferior | Membro inferior |

- • Reflexos superficiais
- ➤ Controlo voluntário
- ➤ Deformações/ contraturas/ rigidez
- ➤ Discrepância do comprimento dos membros
- • Comprimento real
- • Comprimento aparente
- ➤ Funções da mão

Funções intestinais e da bexiga Deficiência associada

Observações

Fisioterapia - Objectivos e gestão

# APÊNDICE II

AVALIAÇÃO COMPORTAMENTAL DO SONO E DO

DESPERTAR DE BEBÉS PRÉTERMO Nova escala de Thoman

1990

| Pontuação | Estado |
| --- | --- |
| 1 | Sono tranquilo |
| 2 | Sono ativo-silencioso |
| 3 | Sono ativo |
| 4 | Transição sono vigília |
| 5 | Sonolento |
| 6 | Daze |
| 7 | Alerta |
| 8 | Despertar não alerta |
| 9 | Agitação |
| 10 | Chorar |

## APÊNDICE III

### PESAGEM DE BEBÉS

- Os bebés devem ser pesados numa balança pediátrica

com uma precisão de 10 g (0,01 kg).

- Qualquer almofada (por exemplo, uma toalha ou fralda) utilizada no

tabuleiro deve estar no lugar quando os ajustes de zero são feitos na

balança ou (mas não recomendado) o seu peso deve ser

subtraído do peso do bebé

- Os bebés são pesados nus ou com o mínimo de roupa.
- A média de duas ou três pesagens é registada numericamente em

o ficheiro do bebé com uma aproximação de 10 g (0,01 kg).

- O movimento excessivo do bebé pode dificultar a obtenção de um

peso exato, caso em que a pesagem pode ser adiada para uma fase

posterior do exame.

**Bebés com baixo peso à nascença**

Os bebés com baixo peso à nascença são definidos como o peso

à nascença de um bebé nascido vivo inferior a 2500 g,

independentemente da idade gestacional.

São principalmente classificados como

- Bebés com muito baixo peso à nascença - bebés com um peso à

nascença inferior a 1500 g.

- Bebés com peso extremamente baixo à nascença - Bebés com um peso
à nascença de

menos de 1000g.

- Bebés pequenos para a data - Bebés com um peso à nascença inferior

ao percentil 10 para a sua idade gestacional.

**APÊNDICE IV**

BEBÉS PRETERM

Bebé pré-termo é o bebé com mais de 20 semanas de gestação e/ou mais de 400 gramas de peso. Segundo a definição da Organização Mundial de Saúde, o bebé pré-termo tem menos de 22 semanas de idade gestacional e mais de 500 gramas de peso à nascença.
Os bebés pré-termo são principalmente classificados em três

categorias, de acordo com a semana de gestação.

- O período entre as 32 e as 37 semanas é considerado "ligeiramente pré-termo". Quase

  80% dos bebés prematuros nascem por volta das 32 a 37 semanas de

  gestação.
- De 28 a 31 semanas é considerado "moderadamente pré-termo". Sobre

  11% dos bebés prematuros nascerão por volta das 28 a 31 semanas

  de gestação.
- Antes das 28 semanas é considerado "extremamente pré-termo". Cerca de 9%

  dos bebés prematuros nascerão com menos de 28 semanas de gestação.

**APÊNDICE V**

RITMO CARDÍACO

Em geral, quanto mais nova e mais pequena for a criança, mais elevada será a frequência cardíaca. Um recém-nascido tem, por norma, batimentos cardíacos até aos 150, sem motivo de preocupação.

A frequência cardíaca pode ser avaliada sentindo o pulso no pulso ou no pé, auscultando com um estetoscópio ou utilizando um monitor eletrónico.

A lista abaixo apresenta as frequências cardíacas normais (batimentos por minuto) por idade. Note-se que estas frequências são para crianças que estão em repouso. A frequência cardíaca pode ser mais elevada durante o choro e deve estar no limite inferior da escala quando estão a dormir.

Frequências cardíacas normais (em repouso)

| Idade | Gama normal (em repouso) |
|---|---|
| Prematuro | 120-170 |
| 0-3 meses | 100-150 |
| 3-6 meses | 90-120 |
| 6-12 meses | 80-120 |
| 1-3 anos | 70-110 |
| 3-6 anos | 65-110 |

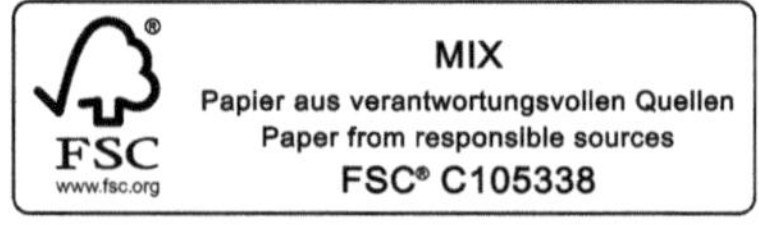

Printed by Books on Demand GmbH, Norderstedt / Germany